AF474969

DESCRIPTION

DE

LA FIÈVRE ADYNAMIQUE,

ET

OBSERVATIONS

SUR CETTE FIÈVRE

ET SUR LA FIÈVRE ATAXIQUE, etc.;

PAR A. BOMPARD, DOCTEUR EN MÉDECINE.

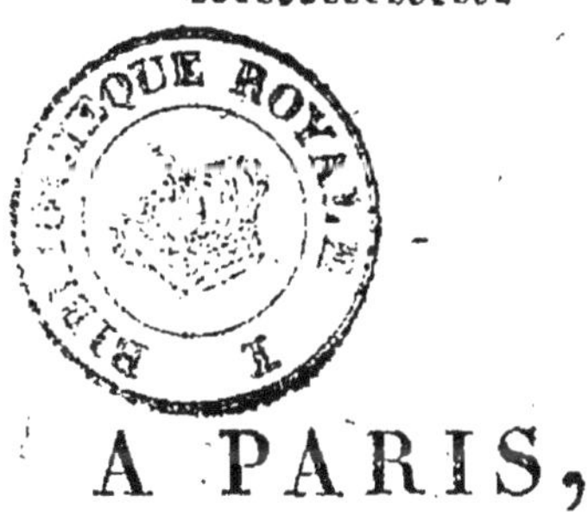

A PARIS,

Chez l'AUTEUR, rue Marceau, n°. 19, au coin de celle de Rivoli.

DE L'IMPRIMERIE DE J. L. SCHERFF, RUE DU CAIRE, N°. 22.

1815.

C'EST au milieu des évènemens de la guerre, entouré d'un nombre considérable d'infortunés entassés dans les hospices, que je prenais des notes exactes et à diverses heures du jour, de l'état des malades confiés à mes soins. Ces notes me servirent à tracer un tableau succinct de la Fièvre adynamique, et à donner quelques histoires particulières de Fièvre ataxique.

J'ai reçu une bien douce récompense des peines que je me suis données : les Autorités locales me témoignèrent leur reconnaissance, et la Société de Médecine pratique de Montpellier ne dédaigna pas d'insérer mon faible travail dans ses Annales de Médecine pratique. Le Journal général de Médecine de Paris en fit mention dans le mois de janvier dernier. Le Rédacteur de ce Journal me reproche la distinction que j'établis entre la Fièvre adynamique et la Fièvre ataxique; il paraît qu'il aurait désiré que je désignasse, à l'exemple de plusieurs Médecins, sous le nom générique de Typhus, les maladies que j'observai dans ces tems de calamité. Je ne prétends point combattre l'opinion de M. le Rédacteur de ce Journal; cependant je ne vois point la possibilité de comprendre dans le même cadre deux maladies qui ont des symptômes parfaitement distincts et qui exigent quelques modifications dans le traitement; en outre, j'ai suivi la nomenclature d'un Médecin célèbre, que je pris toujours pour modèle.

Je sais que cet opuscule n'est qu'un écrit bien éphémère; mais j'aurai atteint le but que je me suis proposé, s'il peut être utile à quelques individus, et s'il justifie l'estime particulière dont m'honorait un des Inspecteurs-généraux du Service de Santé, que je regretterai longtems, ainsi que la Chirurgie militaire.

DESCRIPTION
DE
LA FIÈVRE ADYNAMIQUE,
ET
OBSERVATIONS
SUR CETTE FIÈVRE
ET SUR LA FIÈVRE ATAXIQUE, etc.

Dans le courant de novembre 1813, un assez grand nombre de militaires malades furent dirigés sur le département des Vosges; Épinal était la seconde place d'évacuation du département. Le local qui leur était destiné était peu spacieux; aussi la contagion ne tarda-t-elle pas à faire de rapides progrès.

Les principales maladies qui se manifestèrent dans cette circonstance, étaient des diarrhées, des fièvres ataxiques et adynamiques. Je ne décrirai que cette dernière maladie; à la fin de cette description je donnerai l'histoire de deux cas particuliers de fièvre adynamique, et quelques observations sur les fièvres ataxiques : ce travail sera terminé par quelques réflexions pratiques.

CAUSES.

Les militaires que l'on reçut à l'ambulance avaient essuyé des privations de toutes espèces; ils avaient été exposés aux intempéries de la mauvaise saison qui, cette année, a été très-froide et très-humide ; la plupart étaient atteints de nostalgie, et cela devait être, lorsqu'on pense qu'ils venaient d'être arrachés tout récemment du sein de leur famille et dans un âge où le corps était loin d'avoir acquis toute sa force.

La fièvre adynamique se développait de la manière suivante.

INVASION.

Perte d'appétit, dégoût pour toutes espèces d'alimens, lassitude dans les membres, nausées et parfois vomissement: ces symptômes se prolongeaient quelquefois une huitaine de jours.

PREMIÈRE PÉRIODE.

La maladie débutait par un frisson suivi de chaleur, d'une céphalalgie déchirante, d'un léger délire; la bouche était amère, pâteuse, la langue couverte d'un enduit jaunâtre, et la soif intense; chez quelques-uns, au contraire, mais chez le plus petit nombre, la soif était nulle; il y avait des nausées, des vomissemens, de la douleur à l'épigastre; les déjections alvines étaient abondantes, les urines rares, troubles, déposant un sédiment briqueté et parfois noir; la respiration libre chez les uns, gênée chez d'autres; pouls faible, déprimé, régulier ou irrégulier; douleurs dans tous les membres; peau sèche, aride et couverte de pétéchies dès le second ou troisième jour; rarement cette éruption arrivait plus tard.

DEUXIÈME PÉRIODE.

Les symptômes suivans se déclaraient du quatrième au cinquième, ou du cinquième au sixième jour; frisson fugace, rêvaceries, délire, prostation des forces, décubitus sur le dos, face décolorée, quelquefois animée, langue et dents fuligineuses; selles abondantes et fétides; constipation fort rare; urines rares et exhalant une odeur particulière, que je n'ai pu comparer à aucune autre; après l'effet de l'émétique, la respiration devenait libre chez les uns, chez d'autres elle continuait à être gênée; le pouls était très-faible, irrégulier. Ces symptômes se prolongeaient quelquefois jusqu'au quatorzième ou quinzième jour, allaient en diminuant, et la maladie se terminait; mais d'autrefois elle passait à la troisième période.

TROISIÈME PÉRIODE.

A cette époque la maladie prenait un caractère plus sérieux; des symptômes ataxiques se manifestaient, la soif était nulle chez ceux qui avaient la bouche sèche, *et vice versâ;* la déglutition était gênée, quelquefois impossible; la conjonctive était sèche dans certains cas, dans d'autres il y avait un larmoiement involontaire; soubresauts dans les tendons, légère carphologie, état comateux, face décomposée; prostation extrême des forces, plaies des vésicatoires gangrenées; selles des plus abondantes et des plus fétides.

J'ai pensé qu'il était inutile de faire entrer dans l'énumération des divers symptômes que j'ai aperçus plusieurs autres signes particuliers qui se sont manifestés chez quelques-uns de mes malades, et qui dépendaient ou de l'âge ou du sexe, ou enfin d'autres circonstances, qui n'apportaient d'ailleurs aucun changement remarquable, soit dans la marche, soit dans le traitement de cette maladie. Le nombre des malades confiés à mes soins, dans l'espace de cinq mois, s'étant élevé à plus de six cents, atteints de cette maladie, il est facile de concevoir combien de symptômes étrangers à cette fièvre ont dû se manifester à mes yeux.

PRONOSTIC.

On sait que le pronostic de cette fièvre est toujours très-défavorable; il l'était bien davantage à l'ambulance, à cause de la contagion qui y faisait des progrès, malgré l'emploi des fumigations de Guyton-Morveau.

TRAITEMENT.

PREMIÈRE PÉRIODE.

Les symptômes gastriques étaient trop bien prononcés pour qu'il fût possible de négliger l'emploi du tartre stibié; je l'ordonnai dans une grande quantité de véhicules. Son administration était suivie d'évacuations abondantes par le haut et par le bas, les selles étaient bilieuses et n'affaiblissaient qu'instantanément. La céphalalgie était constamment calmée après l'usage de l'émétique, et quelquefois la respiration devenait libre.

Je prescrivais ensuite l'eau vineuse, l'oximel simple, l'oxicrat, le sirop de vinaigre, la limonade, etc.

J'ai vu cette période se prolonger jusqu'au quatorzième jour, et la convalescence survenir après une sueur plus ou moins abondante, une hémorragie nazale; d'autres fois elle survenait sans évacuation sensible. Lorsque je pouvais prévoir une terminaison aussi prompte et aussi heureuse, je me bornais à administrer quelques boissons légèrement toniques et le vin d'absinthe complétait la guérison.

DEUXIÈME PÉRIODE.

A cette époque de la maladie, il fallait recourir à l'emploi des antiseptiques, tels que le quinquina, la serpentaire de Virginie, la valériane : l'esprit de mindérérus a été également employé avec succès. Ces moyens furent mis en usage séparément ou conjointement. Les vésicatoires n'ont pas été oubliés, et il m'a paru qu'un dixième des malades devait entièrement sa guérison à ce seul moyen; aussi les faisais-je appliquer, suivant les circonstances, aux jambes, aux cuisses, à la nuque et fréquemment sur la poitrine.

En suivant pas à pas la marche de la maladie, et en respectant les efforts de la nature, j'ai eu le plaisir de voir cette fièvre tendre à une issue heureuse, ce qui m'était annoncé par une surdité plus ou moins complète, et par la diminution progressive et lente de tous les symptômes; mais il y avait tout à craindre lorsqu'ils disparaissaient brusquement ou lorsqu'ils prenaient plus d'intensité; alors les probabilités en faveur de la guérison étaient bien faibles.

TROISIÈME PÉRIODE.

La troisième période était caractérisée par des symptômes ataxiques. C'était contre eux que j'avais à diriger mes moyens; le quinquina, la valériane, la serpentaire de Virginie, et surtout le camphre qui doit ici occuper le premier rang, furent mis en usage.

A cette époque il me restait encore quelques lueurs d'espérance, lorsque la déglutition se conservait libre; dans le cas contraire, malgré l'administration du camphre, en lavemens, en frictions, le malade succombait ordinairement du vingtième au vingt-septième jour. Un seul est échappé après l'application réitérée des sinapismes à la plante des pieds.

PREMIÈRE OBSERVATION.

M. M***, âgé de vingt ans, étudiant en médecine, d'un tempérament lymphatique, scrophuleux, fut mis en réquisition pour faire le service de chirurgien à l'ambulance; il y contracta la fièvre adynamique; pendant quelques jours, santé chancelante.

Premier jour de la maladie : M. M*** veut se lever pour se rendre à l'hôpital, mais il éprouve une faiblesse qui l'oblige de se remettre au lit. Péu après frisson suivi de chaleur, de céphalalgie très-forte, de nausées et de vomissemens de matières jaunes verdâtres. (Il se fait apporter deux grains d'émétique qu'il prend en lavage. Vomissemens abondans, plusieurs selles.) Paroxisme le soir.

Deuxième jour : La céphalalgie est moins intense, la bouche est peu amère, peu de soif, le ventre est souple; respiration très-libre, pouls presque pas altéré; la peau est légèrement humectée, quoique brûlante; la face est décolorée. Paroxisme. Les troisième et quatrième jours n'ont rien présenté de particulier, e paroxisme est arrivé chaque soir à-peu-près la même heure.

Cinquième jour : Rêvaceries, le malade orte constamment la main au front; pouls aible, petit. Paroxisme peu marqué.

Sixième jour : Figure animée, somnolence; angue et dents fuligineuses; prostation des orces, paroxisme bien marqué. (Matin et soir rois gros d'esprit de mindérérus dans une nce de sirop; vésicatoires aux jambes.)

Septième jour : Les vésicatoires ont bien ris, les plaies présentent un bon aspect, la angue s'humecte, la respiration devient gê- iée, le pouls se relève; paroxisme. Mêmes moyens.

Huitième jour : La dyspnée est considé- able, on craint que le malade ne suffoque; elles abondantes dans la matinée. (Vésica- oire sur la poitrine, deux lavemens dans la ournée, faits avec partie égale de valériane t de serpentaire; infusion de violette pour oisson). Paroxisme. La nuit du 8 au 9 est assez calme, la dyspnée éprouve une dimi- nution sensible.

Neuvième jour : La respiration continue à être un peu gênée et conserve un certain embarras jusqu'à parfaite guérison. La langue redevient sèche, le délire augmente, il y a tension et douleur à l'hypocondre gauche. (Décoction de serpentaire, lavement préparé avec la même substance). Paroxisme.

Dixième jour : La langue est un peu humectée, le malade la sort avec assez de facilité, il se retourne dans son lit; retour des facultés intellectuelles. Paroxisme.

Onzième jour : La langue se nétoie, la face est meilleure, le pouls est bon; léger paroxisme.

Douzième jour : Éruption de vésicules aux lèvres, la langue n'est noire que vers sa base. Paroxisme presque insensible, sueur abondante pendant la nuit.

Treizième jour : L'éruption continue, les forces se relèvent. Le paroxisme a manqué.

Quatorzième jour : Convalescence; elle a été longue et a exigé de grands ménagemens.

DEUXIÈME OBSERVATION.

La nommée Agathe, infirmière, âgée d'environ trente ans, contracte la fièvre adynamique en remplissant ses devoirs auprès des malades. Cette fille était forte et bien constituée.

Dès le début de la maladie, Agathe dit éprouver de la gêne en respirant; les vomissemens qui eurent lieu spontanément et ceux qui furent provoqués par l'émétique, n'apportèrent aucune amélioration à ce symptôme; ils calmèrent beaucoup la céphalalgie qui, chez elle, était contusive.

Le quatrième jour de la maladie les symptômes adynamiques se manifestèrent avec intensité; le lendemain seulement elle prit de l'acétate d'ammoniaque (il n'y en avait plus à l'ambulance) à la même dose et de la même manière que dans l'observation précitée. Chaque jour la dyspnée augmente, s'aggrave, et la malade succombe le neuvième jour, après avoir pris dix-huit gros d'acétate d'ammoniaque.

Ouverture du cadavre. La cavité osseuse de la tête et l'abdomen ne présentent rien de particulier. Les poumons étaient affectés d'une inflammation érysipélateuse et couverte d'une matière de couleur tirant sur le gris.

TROISIÈME OBSERVATION.

Un soldat bavarois est apporté à l'ambulance, il présente les symptômes d'une ophtalmie et d'un embarras gastrique, qu'il dit ressentir depuis trois ou quatre jours. L'administration de l'émétique est suivie d'abondantes évacuations.

Troisième jour de son entrée : Les symptômes gastriques ont disparu et l'œil est moins enflammé.

Quatrième jour : Vers les quatre heures du matin le malade éprouve intérieurement une chaleur brûlante et ses membres sont froids, la face s'altère, les yeux sont brillans, la soif est vive, le ventre est souple, il y a constipation, la respiration est en bon état, le pouls n'a pas cessé d'être régulier durant tout le cours de la maladie, soubresauts des tendons. (Eau vineuse, valériane, julep camphré.)

Cinquième jour : Mêmes symptômes que la veille, de plus carphologie et délire. (Vésicatoires aux jambes.)

Sixième jour : Aucun changement sensible n'est remarqué dans les symptômes; les vésicatoires ont à peine soulevé l'épiderme, on en place d'autres aux cuisses.

Septième jour : Diminution sensible dans les symptômes, les vésicatoires ont bien pris, et les plaies sont fort rouges, deux selles dans la journée.

Huitième jour : Changement des plus favorables qui fait espérer une prompte convalesence, où le malade est entré le dixième our.

Cet homme a succombé dans la journée lu douzième jour ; son camarade eut l'imprulence de lui apporter une portion de bouillie emblable à celle qu'on distribue dans les salles confiées aux soins d'un chirurgien bavarois. l entre dans la composition de cet aliment ndigeste, outre la farine, une grande quantité de vinaigre.

QUATRIÈME OBSERVATION.

M. Auguste L***, élève en médecine, âgé de 17 ans, se livre parfois à la masturbation, néglige son service à l'hôpital, sous le prétexte de douleurs de tête et d'un malaise général. Il est d'une humeur chagrine, il mange peu.

Premier jour de la maladie : Frisson, coryza, céphalalgie, face animée, peau brûlante et sèche, douleurs à la gorge, bouche pâteuse, langue blanchâtre, soif, ventre souple, diarrhée, respiration pénible, pouls fort, irrégulier. (Emétique, évacuations abondantes par haut et par le bas, limonade alternativement avec l'eau de tilleul.)

Deuxième jour : Aux symptômes de la veille se joint le délire, des soubresauts dans les tendons. (Quinquina, julep camphré.) On se procure du quinquina chez l'épouse d'un chirurgien de la garde impériale, qui, il y a deux ans, en avait apporté d'Espagne.

Troisième jour : Délire plus considérable; face très-animée, érection du membre viril, érection qui s'est maintenue toute la journée; carphologie, météorisme du bas-ventre. (Vésicatoires aux jambes).

Quatrième jour : Éruption de pétéchies sur la poitrine, sur le ventre; plaies des vésicatoires fort belles.

Cinquième jour : L'éruption pétéchiale est générale, l'érection reparaît, se maintient pendant quelques heures, cesse et reparaît de nouveau. Cette particularité dans les symptômes s'est fait remarquer jusqu'au douzième jour. Soubresauts des tendons. (Vésicatoires aux cuisses, lavement camphré.)

Sixième jour : Le malade paraît moins agité, il en est de même le septième.

Huitième jour : Les symptômes reprennent toute leur intensité; sueur abondante dans la nuit du 8 au 9.

Neuvième jour : Hémorragie nazale qui

st renouvelée trois fois dans la journée; le
ılade cherche à reconnaître les assistans.

Dixième jour : On observe une diminution
ns les symptômes; sueur dans la nuit du 10
11.

Onzième jour : Nouvelle hémorragie très-
ondante; après le délire se calme; peu de
rphologie, état de faiblesse, respiration
sez libre, pouls petit et régulier.

Douzième jour : L'érection a cessé à deux
ures du matin et n'a pas reparu; retour des
cultés intellectuelles; il appelle et reconnaît
mère.

Treizième jour : Sueurs très-abondantes;
ne reste après cette sueur qu'une grande
iblesse.

Quatorzième jour : Il survient des furoncles
ıx fesses, le malade s'en plaint beaucoup.

Quinzième jour : Convalescence.

CINQUIÈME OBSERVATION.

Un soldat français, fort et vigoureux, âgé
e trente-six ans, est apporté à l'hôpital; à
on entrée il menace tous ceux qui l'entourent,
indignant d'être retenu au moment d'une
ataille qui doit décider du sort de la France;

on le retient au lit au moyen de quelques liens, et son délire se prolonge douze heures; il se passe enfin et le malade recouvre parfaitement sa raison et ne conserve de son état antérieur aucun souvenir; un mal de gorge le fait beaucoup souffrir.

Les second et troisième jours: Nouvel accès présentant les mêmes caractères.

Je prescrivis à la fin du troisième accès le quinquina en substance; il en avait pris six gros à l'heure où le quatrième devait paraître; cet accès n'eut pas lieu : je continuai à lui faire prendre l'écorce du Pérou à plus petites doses pour éviter une rechûte; le mal de gorge s'est dissipé au moyen d'un gargarisme émollient, et le malade est sorti douze jours après parfaitement rétabli.

SIXIÈME OBSERVATION.

Jean Ommer, sellier, demeurant près l'ambulance, âgé de 56 ans, d'un tempérament sanguin, d'un caractère fort emporté, se plaignait depuis longtems de son estomac, qu'il traitait de paresseux, parce que ses digestions étaient laborieuses.

Premier jour de la maladie : Dès le grand

matin, frisson intense qui se prolonge plus de deux heures; pendant sa durée la peau était bleuâtre, la chaleur s'est développée, la face s'est colorée, la peau est devenue rouge et brûlante, la gorge est très-douloureuse, enflammée, respiration libre, pouls dur.

Deuxième jour : Délire par intervalle; langue rouge et sèche, soif, déglutition facile; constipation, urines rouges, ventre tendu et douloureux, soubresauts des tendons; respiration peu gênée, pouls régulier.

Troisième jour : Augmentation du délire; décubitus sur le dos; langue gercée, sèche; diarrhée, carphologie.

Quatrième jour : La langue et les dents sont très-noires, la respiration est très-pénible, le pouls est intermittent.

Cinquième jour : Faiblesse extrême; le malade s'affaiblit de plus en plus et succombe le septième jour.

Les vésicatoires ont été les seuls moyens mis en usage.

SEPTIÈME OBSERVATION.

Le fils du sujet de l'observation précédente, âgé de 24 ans, atteint d'une affection scorbutique, contracte la maladie, soit à l'hôpital où il était employé en qualité d'écrivain, soit en donnant des soins à son père.

Pendant quelques jours, humeur chagrine, dégoût de la vie.

Premier jour de la maladie : Frisson très-intense, vomissement qui se continue toute la journée et une partie de la nuit.

Deuxième jour : Face animée, yeux étincelans, céphalalgie intense, battemens dans la tête, respiration libre, pouls fort et tendu.

Troisième jour : Nouveaux vomissemens. La céphalalgie est moins douloureuse ; le malade cause sur son état ; il est sans crainte.

Quatrième jour : Délire ; le corps est alongé, la face est rouge, la peau est brûlante, le ventre est météorisé, le pouls est régulier, mais faible. (Vésicatoires aux jambes).

Cinquième jour : Délire furieux, écume à la bouche, langue sèche, soubresauts des tendons ; nulle évacution pendant la journée ; on ne peut parvenir à faire avaler quelque chose au malade ; les vésicatoires présentent un bel aspect.

Sixième jour : Le délire est tranquille, la face est décomposée ; prostation des forces. Légers soubresauts dans les tendons ; selles abondantes ; plaies des vésicatoires bleuâtres.

Septième jour : Le délire redevient furieux, la figure se colore légèrement, les forces semblent se relever un peu.

Huitième jour : État comateux, bouche noire, ventre tendu, diarrhée fétide, carphologie. (Vésicatoires à la nuque).

Neuvième jour : Les plaies des vésicatoires redeviennent rouges ; il y a un redoublement dans la matinée.

Dixième jour : L'état du malade est meilleur que la veille.

Onzième jour : Figure animée, la respiration est assez libre, le pouls est meilleur, la langue est noire et gercée ; il est survenu un paroxisme à la même heure que celui du 9.

Douzième jour : Retour par intervalles des facultés intellectuelles ; le malade désespère de son état, il ne veut plus rien prendre, parce qu'il croit que c'est inutile.

Treizième jour : Paroxisme de peu de durée, pendant lequel il vomit beaucoup de glaires ; sur le soir la langue est humectée, et le malade la sort avec assez de facilité.

Quatorzième jour : On distingue à peine les symptômes nerveux.

Quinzième jour : Paroxisme très-léger.

Seizième jour : Tous les symptômes s'affaiblissent, la langue est presque nétoyée.

Dix-septième jour : Paroxisme presque insensible ; enfin, cet appareil de symptômes, propre à donner de justes inquiétudes, s'est dissipé peu-à-peu, et le malade est entré en convalescence dans la journée du 22 ; l'affection scorbutique semble s'être éteinte avec la fièvre.

RÉFLEXIONS.

La maladie qui a jeté l'épouvante et la terreur dans presque toutes les classes de la société, pendant l'espace de six mois, était tantôt une fièvre adynamique, tantôt une fièvre ataxique, et chez quelques individus on rencontrait la réunion de ces deux ordres de fièvres.

A l'hôpital, la mort frappait les deux vingtièmes de ceux qui étaient affectés de la fièvre adynamique ; chez les habitans de la ville, la mortalité ne s'évaluait qu'au cinquantième. Cette différence remarquable me semble venir de l'air qui était extrêmement vicié à l'hôpital, et de la manière de soigner les malades.

Les médecins qui exercent dans le civil et dans les hôpitaux, savent quelle différence il existe entre les soins affectueux que l'on reçoit dans le sein de sa famille, et ceux que donnent des mercenaires aux malheureux qui viennent chercher, dans ces asiles, des secours contre les infirmités qui assiègent l'homme; et ils n'ignorent pas que nos succès dépendent beaucoup de l'intelligence et du zèle des assistans.

La fièvre ataxique enlevait à l'hôpital un cinquième des malades et un douzième dans le civil.

La réunion de ces deux ordres de fièvres donnait lieu à une mortalité effrayante, soit en ville, soit à l'hôpital.

Dans cette ville ces maladies ne m'ont pas paru épidémiques, mais évidemment contagieuses; tous les employés de l'ambulance en ont été atteints et plusieurs ont succombé. Si la maladie s'est répandue dans la ville, il n'y a pas de doute qu'elle n'ait été apportée dans les maisons particulières par les militaires malades qu'on logeait chez les bourgeois, ou par les infirmiers qui retournaient chez eux.

Si cette maladie eût régné épidémiquement, elle aurait également frappé toutes les classes de la société; on aurait compté des victimes chez le riche comme chez le pauvre, ce qui n'a pas eu lieu, quoique le moral du premier fût singulièrement affecté. Les gens aisés avaient un appartement destiné aux militaires, séparé du leur, ne communiquant pas avec eux : par cette seule précaution ils ne contractèrent pas la maladie. Si elle eût été épidémique, les parens, les amis des malades l'auraient infailliblement contractée, mais cela s'est vu très-rarement à raison des précautions que l'on a prises pour prévenir les effets de la contagion, savoir : la libre circulation de l'air, la plus grande propreté et surtout le prompt enlèvement des excrémens du malade. Rarement ai-je remarqué deux fébricitans dans la même maison, lorsque les gens qui les entouraient avaient soin d'exécuter nos ordres, et qu'il y avait suffisamment de linge pour en changer chaque fois qu'il était nécessaire. Mais chez les malheureux, chez les personnes qui ne voulaient pas entendre la voix de la raison, qui s'obstinaient à tenir leurs croisées hermétiquement fermées, à donner beaucoup de chaleur dans la chambre du malade, j'ai vu la maladie s'aggraver, se communiquer à toute la famille, et compter presque autant de victimes que de malades.

Les fièvres adynamiques et ataxiques parcouraient trois périodes avec assez de régularité; mais dans les fièvres combinées de ces deux ordres on distinguait difficilement leur succession, et j'avoue que rarement il m'a été possible de distinguer la fin d'une période et le commencement de l'autre.

La première période de la fièvre adynamique était généralement caractérisée par des symptômes gastriques les moins équivoques, et je me suis toujours applaudi d'avoir commencé le traitement par l'emploi de l'émétique, non seulement pour débarrasser les premières voies de toutes les matières hétérogènes qu'elles contenaient, mais outre cela, ce moyen avait pour objet d'imprimer une secousse générale capable d'empêcher la congestion cérébrale, de détruire le spasme de la peau et de favoriser par-là une moiteur très-utile : de plus, on ne peut contester au tartre stibié la propriété de débarrasser le poumon des matières qui l'engouent, et d'expulser les miasmes qui peuvent s'y être introduits par la respiration; son emploi prépare aussi l'action lente et graduée des délayans et des boissons acidulées.

La première période de la fièvre ataxique se présentait sous les apparences d'un état inflammatoire, tantôt sous la forme d'une ophtalmie, tantôt sous celle d'un coryza, et plus généralement sous celle d'un mal de gorge avec rougeur à la luette, au voile du palais, etc. Ces symptômes ne semblaient-ils pas indiquer l'emploi des évacuations sanguines? Le médecin doit, avant d'employer des moyens quelconques, s'informer des causes de la maladie, de la constitution régnante; mettre à profit ses propres fautes et celles de ses confrères, et même ne pas négliger les observations qui peuvent lui être fournies par les jongleurs, malheureusement trop répandus, particulièrement dans ce département, qui exercent avec effronterie le premier des arts, et dont les connaissances se bornent à quelques formules qu'ils appliquent indistinctement à tous les cas. Le médecin qui aura su approfondir les véritables causes de la fièvre ataxique, se gardera bien d'employer la saignée ou toute autre évacuation sanguine; il conservera, au contraire, l'éloignement le plus religieux pour ce moyen.

J'ai donc banni de ma pratique, dans le traitement de cette fièvre, l'emploi des évacuations sanguines; mais ne suis-je pas tombé dans un autre excès, en employant, presque dans tous les cas, le tartre acidulé de potasse antimonié? Je ne le pense pas. L'embarras des premières voies n'était pas aussi bien annoncé dans cette fièvre que dans la fièvre adynamique. Cependant plusieurs symptômes l'indiquaient, et cela me suffisait: d'ailleurs l'émétique agissait ici comme dans la fièvre adynamique; il chassait les miasmes délétères, etc. Je me suis toujours applaudi de l'avoir fait administrer dès le début de la maladie, et je n'ai jamais eu à m'en repentir.

La deuxième période de la fièvre adynamique est caractérisée par des symptômes qui indiquent un état de faiblesse dans les forces musculaires, une diminution considérable dans l'irritabilité: ne pourrait-on pas aussi admettre une tendance des humeurs à la putréfaction? On est tenté de penser ainsi, lorsque l'on voit les cadavres des personnes mortes qui succombent à la maladie, être décomposés dans l'espace de peu d'heures.

La fièvre adynamique réclame, dans cette période, l'emploi des toniques, des antiseptiques. Le quinquina est, sans contredit, le premier des toniques; mais je n'en ai pas retiré les succès que j'osais en espérer, ce que je crois devoir attribuer à la mauvaise qualité de celui qui était à ma disposition. Je lui ai substitué la valériane, et surtout la serpentaire de Virginie et l'esprit de mindérérus, dont les effets étaient bien plus sensibles.

Les propriétés excitantes de l'esprit de mindérérus ne m'étaient pas inconnues; néanmoins je ne l'avais pas employé dans le traitement des fièvres adynamiques. Les succès que M. Masuyer (*Annales cliniques de Montpellier*) dit en avoir obtenus, m'enhardirent et j'en fis l'essai. J'observai, ainsi que ce professeur, trois effets qui suivaient son administration; mais un quatrième est venu s'offrir à mon observation, et qui paraît avoir échappé aux talens de M. Masuyer, c'est l'irritation qu'il porte quelquefois sur les organes pulmonaires, irritation qui augmente la dyspnée lorsqu'elle existe, et qui lui donne naissance dans quelques cas; ce que je crois avoir démontré dans les deux premières observations.

Ces observations et plusieurs autres qui n'eurent pas toutes une issue aussi funeste que la deuxième, m'éclairèrent sur la conduite que je devais tenir dans l'administration de ce médicament. Pour peu que la respiration fût gênée dès le début de la maladie, je me gardai de l'employer, même les boissons acides n'étaient ordonnées qu'avec circonspection. La dyspnée survenait-elle dans le cours de la maladie, j'en cessais l'usage pour toujours, et j'avais recours à d'autres moyens pour obtenir une terminaison favorable.

Enfin, d'après toutes les observations que j'ai été à même de faire sur les effets de l'acétate d'ammoniaque, je me suis convaincu de son efficacité dans le traitement de la fièvre adynamique. Il me semble que son emploi doit en être recommandé, surtout aux médecins militaires, parce que cette maladie se rencontre fréquemment dans leurs hôpitaux, ainsi que j'ai été à même de le voir dans le tems que j'étais employé aux armées. Dans son emploi on doit apporter une attention particulière sur l'état de la poitrine, s'abstenir de ce moyen si l'on s'aperçoit qu'elle s'embarrasse; avec cette précaution la thérapeutique sera redevable à M. Masuyer d'un excellent médicament dont les effets ne peuvent être contestés.

Dans cette période les vésicatoires étaient nécessaires, non seulement comme un stimulant propre à réveiller les forces vitales, mais encore pour rétablir, dans une partie éloignée, un centre d'irritation capable d'empêcher ou de détruire la congestion du cerveau, etc.

Une remarque intéressante que fournissait l'application des vésicatoires, c'est que deux ou trois heures au plus, après l'application de ces topiques, on observait un changement dans le pouls; de faible qu'il était auparavant, il se relevait, et dans quelques cas il prenait de la dureté. Lorsque ces phénomènes avaient lieu, ils étaient d'un heureux présage; ils indiquaient une terminaison favorable de la maladie. Si, au contraire, ils n'avaient pas lieu, le malade courait de grands dangers; et si, enfin, le pouls ne se relevait pas après une seconde application, la mort terminait la scène. Cette remarque a été constante.

Chez quelques sujets les cantharides occasionnaient momentanément des soubresauts dans les tendons, ce qui d'abord me causa de vives inquiétudes. Mais m'étant aperçu que ces symptômes n'étaient que l'effet de l'application des vésicatoires, je cessai d'en tenir compte, surtout lorsque les autres symptômes avaient un caractère propre à me rassurer sur l'issue de la maladie. Ces phénomènes sont aisés à expliquer.

Tous les médecins savent que les mouches

cantharides ont une action particulière sur les organes urinaires ; qu'elles occasionnent fréquemment des ardeurs d'uriner et quelquefois la rétention totale de ce liquide. Ces phénomènes se sont fréquemment offerts à mon observation. Je détruisais les ardeurs d'uriner en employant l'huile camphrée en friction dans l'intérieur des cuisses et sur la région sous-pubienne. Ce moyen a été quelquefois utile pour combattre la rétention ; mais le plus ordinairement il fallait recourir à l'introduction du cathéter, introduction toujours aisée dans ce cas, et qu'on était assez souvent obligé de continuer jusqu'à parfaite guérison ; la vessie ne reprenait sa contractilité que lorsque les forces étaient totalement revenues au malade.

La seconde période de la fièvre ataxique réclamait l'emploi des médicamens toniques, et de ceux qui agissent d'une manière spéciale sur les propriétés vitales du système nerveux. J'ai beaucoup regretté de n'avoir de quinquina ni rouge ni orange : j'ai donc dû chercher à remplacer ces écorces par des médicamens indigènes, afin de remplir l'objet que je me proposais, la guérison des malades. Les éloges qu'on a donnés à la valériane dans les tems reculés, et l'emploi journalier qu'en font les praticiens, m'ont inspiré de la confiance pour cette racine fibreuse, confiance que le succès a justifié. La valériane était administrée à haute dose en décoction; je prescrivais en même-tems le camphre uni à l'opium. Le camphre administré seul, occasionnait parfois des angoisses et des vomissemens qui fatiguaient les malades. J'avais remarqué que ces symptômes n'avaient pas lieu lorsque quelques circonstances avaient exigé l'administration du laudanum. D'après ce, toutes les fois que j'avais à employer le camphre, je le combinais avec l'opium; cette combinaison calmait peu-à-peu les symptômes nerveux, et m'a, en outre, paru provoquer une sueur favorable.

Les vésicatoires ont été appliqués dans cette période : cette application a donné lieu aux remarques faites plus haut.

Lorsque les fièvres adynamiques et ataxiques parvenaient à la troisième période, on rencontrait la réunion des symptômes de ces deux ordres primitifs de fièvres, symptômes qui étaient singulièrement exaspérés.

Les médicamens qu'il convenait d'employer devaient être pris parmi ceux indiqués dans la deuxième période de l'une et l'autre maladie, et les excitans externes n'étaient pas négligés ; mais tous ces moyens étaient souvent infructueux.

Les convalescens devaient être soignés avec ménagement ; il importait beaucoup d'avoir égard à leur moral qui conservait, pendant longtems, une teinte de tristesse, et qui aurait pu donner lieu à des rechûtes, si l'on avait négligé de leur prodiguer toutes les consolations dont ils avaient besoin. Du reste, la convalescence de ces fièvres était fort longue et n'exigeait pas d'autres soins que ceux qui conviennent à la fin des maladies aiguës en général. Très-fréquemment il survenait aux extrémités inférieures un engorgement œdémateux qui se dissipait insensiblement, et qui n'exigeait l'emploi d'aucun moyen.

www.ingramcontent.com/pod-product-compliance
Ingram Content Group UK Ltd.
Pitfield, Milton Keynes, MK11 3LW, UK
UKHW021026200726
13857UKWH00004B/1610